远离妇科炎症 呵护女性健康

——外阴阴道假丝酵母菌病 100 问

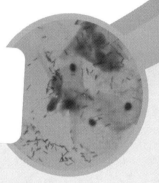

主　编　刘朝晖

副 主 编　尚晨光　张展

编写人员　（按姓氏笔画排序）

王风娟	王和舒琦	白会会	刘　勇
刘朝晖	孙　茜	杜梦瑶	李　华
李　婷	张　展	张双霞	陈　菁
范琳嫒	尚　翔	尚晨光	宗晓楠

人民卫生出版社

·北京·

图书在版编目（CIP）数据

远离妇科炎症　呵护女性健康：外阴阴道假丝酵母
菌病100问 / 刘朝晖主编. — 北京：人民卫生出版社，
2022.7

ISBN 978-7-117-33294-1

Ⅰ. ①远… Ⅱ. ①刘… Ⅲ. ①阴道炎－防治－问题解
答 Ⅳ. ①R711.31-44

中国版本图书馆 CIP 数据核字（2022）第 110333 号

人卫智网	www.ipmph.com	医学教育、学术、考试、健康，
		购书智慧智能综合服务平台
人卫官网	www.pmph.com	人卫官方资讯发布平台

远离妇科炎症　呵护女性健康
——外阴阴道假丝酵母菌病 100 问
Yuanli Fuke Yanzheng　Hehu Nüxing Jiankang
——Waiyin Yindao Jiasijiaomujunbing 100wen

主　　编：刘朝晖
出版发行：人民卫生出版社（中继线 010-59780011）
地　　址：北京市朝阳区潘家园南里 19 号
邮　　编：100021
E - mail：pmph @ pmph.com
购书热线：010-59787592　010-59787584　010-65264830
印　　刷：人卫印务（北京）有限公司
经　　销：新华书店
开　　本：889×1194　1/32　印张：3.5
字　　数：59 千字
版　　次：2022 年 7 月第 1 版
印　　次：2022 年 8 月第 1 次印刷
标准书号：ISBN 978-7-117-33294-1
定　　价：35.00 元
打击盗版举报电话：010-59787491　E-mail：WQ @ pmph.com
质量问题联系电话：010-59787234　E-mail：zhiliang @ pmph.com
数字融合服务电话：4001118166　E-mail：zengzhi @ pmph.com

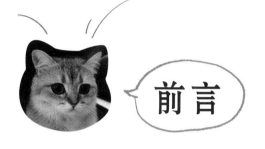

前言

近年来，随着人民生活水平的提高，广大女性就医已经不再满足于仅以治疗疾病为目的，更注重提高生活质量。外阴阴道假丝酵母菌病是常见的外阴阴道炎症之一，其最突出的特点就是反复发作，严重影响女性的生活、工作甚至家庭幸福。

本着为广大女性答疑解惑的目的，我们汇集了来自临床工作和生活中广大女性经常提出的关于外阴阴道假丝酵母菌病（vulvovaginal candidiasis，VVC）的困扰和疑问。考虑到大部分读者非医学专业出身，编者从专业的角度出发，通过通俗且不失专业的语言，阐述外阴阴道假丝酵母菌病的相关概念、发病情况、临床表现、诊断与治疗、相对特殊类型的分类及生活小贴士等内容。

希望这本关于外阴阴道假丝酵母菌病的科普书籍，可以帮助广大女性正确看待这一疾病，改变那些看似合理实则并不健康的生活习惯和自我治疗方式，为女性朋友提供有效的诊断、治疗和正确的生活指导，维护女性的身心健康。

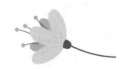

2022 年 3 月

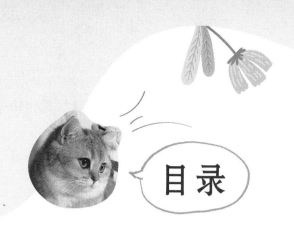

目 录

第一章　外阴阴道假丝酵母菌病相关概念

第四章　外阴阴道假丝酵母菌病的危害

第五章　外阴阴道假丝酵母菌病的诊断

第六章 外阴阴道假丝酵母菌病的治疗

第七章　容易复发的外阴阴道假丝酵母菌病

第九章　怀孕和外阴阴道假丝酵母菌病的关系

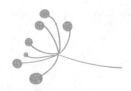

第十章　外阴阴道假丝酵母菌病的日常预防

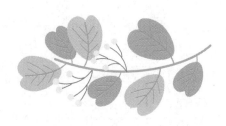

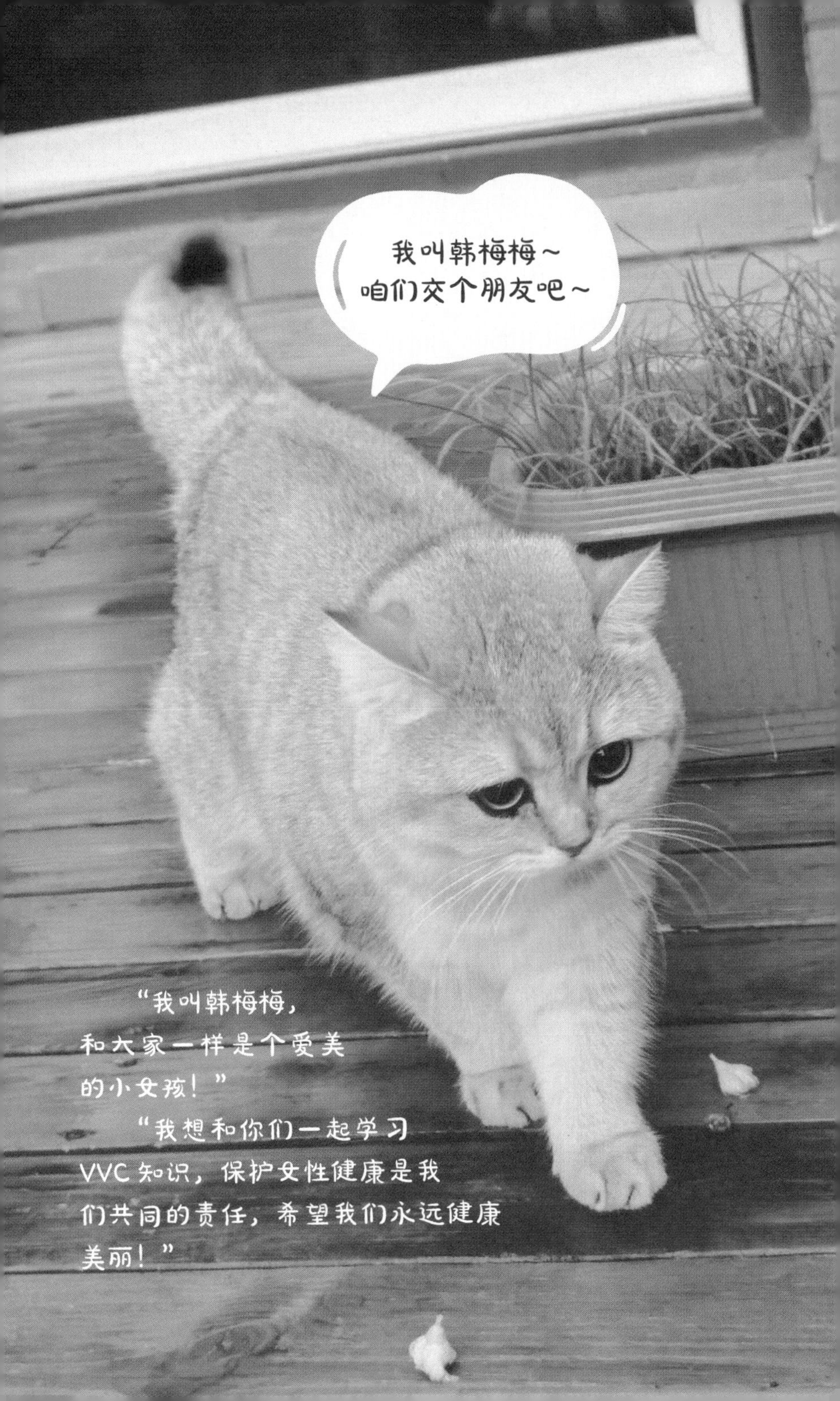

“我叫韩梅梅，和大家一样是个爱美的小女孩！”

“我想和你们一起学习VVC知识，保护女性健康是我们共同的责任，希望我们永远健康美丽！”

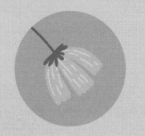

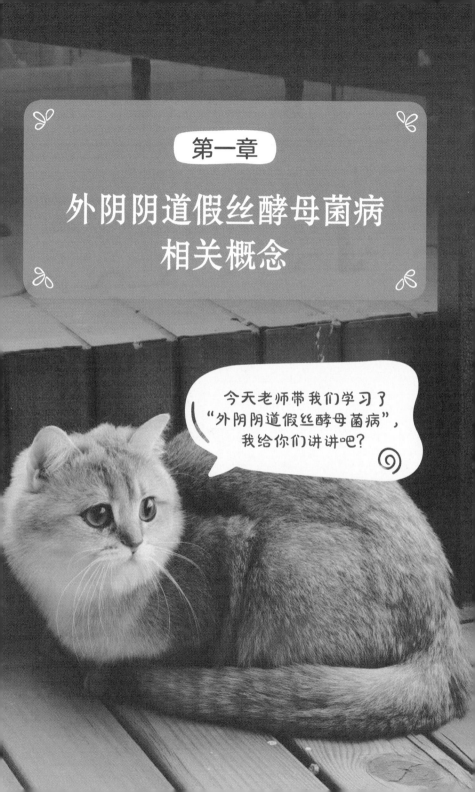

　　外阴及阴道炎症是常见的妇科疾病，困扰着各年龄层女性。出现外阴瘙痒、分泌物异味等症状的女性到医院就诊，通过阴道分泌物相关检查，可能发现细菌、滴虫等病原体。此外，还可能出现说法并不统一的名词，如霉菌、真菌、念珠菌、假丝酵母菌等。到底哪种说法是正确的？所谓"霉菌性阴道炎"到底是什么呢？

　　霉菌性阴道炎准确名称应该叫"外阴阴道假丝酵母菌病"或"外阴阴道念珠菌病"，英语全称是 vulvovaginal candidiasis，临床医生简称为"VVC"。VVC 的病原体实际是一类真菌，而"霉菌性阴道炎"是公众对它的俗称，为了便于沟通，临床医生有时也会这样说。

　　VVC 之所以容易反复发作，是因为霉菌在和药物长期抗争的过程中逐渐学会了隐藏自己，可以在阴道中休眠。当阴道环境遭到破坏，局部或全身抵抗力下降时，霉菌会趁机再次繁殖并出现症状，表现为疾病复发。霉菌性阴道炎反复发作的特点，给很多女性的生活带来困扰。希望通过对这一疾病相关知识的普及，让广大女性朋友从自身做起，纠正以往的认知误区，培养正确的卫生习惯，为自己的健康保驾护航！

✿ VVC 百问之一：

什么是外阴阴道假丝酵母菌病

外阴阴道假丝酵母菌病（VVC）是由假丝酵母菌这一类病原体引起的外阴和阴道炎症，是常见的女性下生殖道炎症。

✿ VVC 百问之二：

为什么命名为"外阴阴道假丝酵母菌病"

假丝酵母菌对女性生殖道的感染，往往不仅限于阴道，还经常波及外阴，所以该疾病命名涵盖了外阴、阴道两个部位假丝酵母菌感染造成的炎症。

✿ VVC 百问之三：

VVC 的致病菌是什么

VVC 的致病菌是假丝酵母菌，属于真菌界、半知菌亚门、芽孢菌纲、隐球酵母目、隐球酵母科。简单来说，其属于酵母菌，又可以产生假菌丝，因此称为假丝酵母菌。假丝酵母菌是人类阴道内的正常菌群之一，是一种机会致病菌，又称为条件致病菌，在某些特定情况下才会导致疾病发生。假丝酵母菌包括白假丝酵母菌和非白假丝酵母菌。

❀ VVC 百问之四:

正常的阴道环境中有假丝酵母菌吗

正常情况下,女性阴道并不是无菌的环境,有很多微生物在阴道内定植寄居,形成阴道正常微生物群。这些微生物种类繁多,包括革兰氏阳性需氧菌和兼性厌氧菌、革兰氏阴性需氧菌和兼性厌氧菌、专性厌氧菌以及支原体和假丝酵母菌等。所以,正常阴道环境中可以存在假丝酵母菌,只不过是数量不多的真菌孢子定植状态。一般来说,大约10%的正常女性和30%的孕妇阴道内都有假丝酵母菌存在而不引起症状。

❀ VVC 百问之五:

VVC 是性传播疾病吗

假丝酵母菌是正常阴道环境中存在的微生物,只有在特定内因或外因作用下,阴道环境失衡导致假丝酵母菌异常繁殖,才会引发相关症状。VVC 主要传播途径为内源性传染,因此,并不是严格意义上的性传播疾病。

但当性伴侣发生生殖器假丝酵母菌感染时，可通过性交直接传播 VVC。

✿ VVC 百问之六：

VVC 致病菌有哪几种

导致 VVC 的假丝酵母菌中，90% 以上是白假丝酵母菌，约 8% 是光滑假丝酵母菌，其余包括克柔假丝酵母菌、热带假丝酵母菌、近平滑假丝酵母菌等。白假丝酵母菌引起的 VVC 症状更加典型，如外阴瘙痒、外阴及阴道黏膜充血或红肿、豆渣样分泌物等。

✿ VVC 百问之七：

VVC 的病原体和"真菌""霉菌"是什么关系

真菌是广义的概念，与细菌、病毒、支原体和衣原体等共同构成微生物。霉菌并不是某一种真菌，而是所有丝状真菌的俗称，可以理解为"长毛的真菌"。真菌是名副其实的"大 boss"，霉菌、假丝酵母菌等都属于真菌。因此，外阴阴道假丝酵母菌的病原体只是霉菌中的一种，"霉菌性阴道炎"的说法并不严谨，只不过大家"俗称"惯了，医生为了便于和患者沟通，也如此称呼。

❀ VVC 百问之八：

什么是复杂性 VVC

复杂性 VVC，是为了区别单纯性 VVC 而言，包括评分较高的重度 VVC、不常见假丝酵母菌引起的 VVC、妊娠期 VVC 和复发性 VVC。复发性 VVC 指一年内 VVC 发作次数达到或超过 4 次。

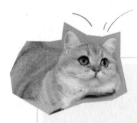

梅梅温馨小贴士：

1. 外阴阴道假丝酵母菌病，英文简称 VVC。

2. VVC 是由假丝酵母菌引起的外阴和阴道炎症。

3. VVC 的致病菌主要是白假丝酵母菌。

4. "霉菌性阴道炎"只是 VVC 的俗称，从专业角度讲并不正确。

5. 少数女性阴道内天然定植假丝酵母菌。

6. VVC 严格来讲并非性传播疾病，但伴侣感染后可以通过性交传播。

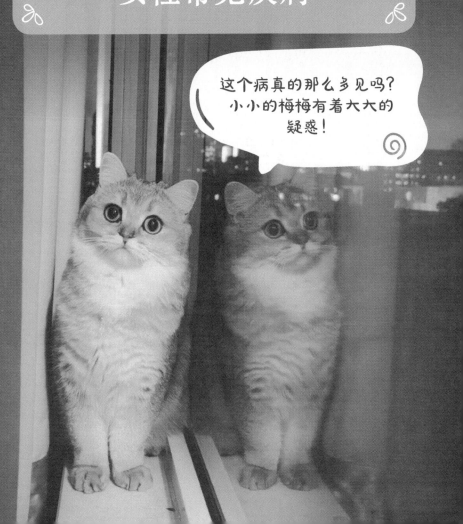

VVC 在世界范围内很常见，是除细菌性阴道病以外最常见的外阴和阴道炎症。在女性群体中有较高的发病率和复发率，影响广大女性的身心健康。

现有资料表明，高达 70% ~ 75% 的女性一生中至少患过 1 次 VVC。此外，部分患者经治疗后，虽然临床症状和体征消失并且真菌学检查为阴性，但一段时间后症状会再次出现并且病原学检查又呈阳性。有证据表明，40% ~ 50% 的女性会发生反复感染，如果一年内 VVC 发作次数达到或超过 4 次，被称为复发性外阴阴道假丝酵母菌病（recurrent vulvovaginal candidiasis，RVVC）。RVVC 的发病原因更为复杂，其对很多药物都有不同程度的耐药性，导致治疗有一定的难度。

"为什么我会得这个病呢？""为什么总是我得而别人没有？平时我明明很注意卫生啊！""好不容易治好了为什么过一段时间又卷土重来？""我都绝经了为什么还会得这种阴道炎？"不少女性患者就诊时常常会提出这些问题。那么，是什么原因让 VVC 反复纠缠？看似健康的生活习惯有哪些实际是致病的"罪魁祸首"？生活中应该怎么做才能有效预防 VVC 的发病呢？

✿ VVC 百问之九：

VVC 的发病情况如何

约 10% 健康无症状女性的阴道中可以分离出假丝酵母菌，孕期女性该比例可以增加到约 30%，这些潜伏的假丝酵母菌伺机而动，一有机会就大量繁殖，抢占"阴道主力军"——乳杆菌的"领土"，在阴道内"为非作歹"。VVC 的发病率很高，70% ~ 75% 的女性一生中至少患过 1 次 VVC，8% 可发展为 RVVC。8% 这一数据是从 16 亿 8 220 万女性的观察中获得的，其中 1 亿 3 456 万名女性为 RVVC。

✿ VVC 百问之十：

VVC 的传播途径有哪些

VVC 的传播途径主要包括：内源性传播、性交直接传播和接触间接传播。

（1）内源性传播：为主要传播途径，在警惕外界"危险分子"的同时，更要防范"内部"作案。假丝酵母菌除寄生于阴道外，也可寄生于人体口腔、肠道，一旦被它抓住防御漏洞，即可迅速"占领高地"，引起感染。此外，寄生于阴道、口腔、肠道等不同部位的假丝酵母菌可以互相传播，有研究显示，肠道内存在的假丝酵母菌可能是导致 RVVC 的危险因素之一。

（2）性交直接传播：部分患者可通过性交直接传播。有数据表明，至少 10% 有 VVC 症状的女性，其性伴侣的外生殖器可分离出假丝酵母菌。尤其当男性有龟头炎、包皮过长时，潜伏的假丝酵母菌可以通过性生活导致女性发生 VVC、RVVC。

（3）接触间接传播：VVC 少数可以通过接触间接传播，比如洗澡、游泳、使用囤积时间久且可能已滋生致病菌的卫生用品、清洁不到位或许久未更换的内裤等，一些不良的生活习惯也可以促进 VVC 的发生。

❀ VVC 百问之十一：

为什么育龄女性容易患 VVC

育龄女性容易患 VVC，一方面和雌激素水平高有关。有研究指出，50% 以上的女性在 25 岁以后会发生 VVC，雌激素使阴道环境适宜酵母菌繁殖（阴道黏膜上皮细胞增生、黏膜变厚、阴道上皮内糖原含量升高、阴道酸度增加等），此外雌激素可以促进假丝酵母菌形成"假菌丝相"，使其致病力更强。另一方面，育龄期女性的性生活相对频繁，虽然 VVC 不是性传播疾病，但在频繁的性生活中，潜伏于女性生殖道或男性生殖器的假丝酵母菌可使 VVC 发病率升高。

❀ VVC 百问之十二：

绝经女性一定不会患 VVC 吗

看了上一个问题的答案，有人会认为，绝经后体内雌激素水平很低，就一定离 VVC 很遥远了，这样的想法是不对的。雌激素水平降低，确实不利于假丝酵母菌繁殖，相对育龄期女性来说，绝经期女性 VVC 的发病率降低。但是，"成也雌激素，败也雌激素"，由于绝经后雌激素水平下降，阴道黏膜变薄，导致抵抗力下降，还是有可能感染假丝酵母菌。特别是患糖尿病并且血糖控制不佳的女性，更容易患 VVC。

❀ VVC 百问之十三：

预防 VVC 的措施有哪些

预防 VVC 的措施主要包括：切断传播途径；加强锻炼，提高机体免疫力；规范使用抗生素类药物；养成良好的个人卫生习惯；使用避孕套，减少性交直接传播；外出时注意公共场所卫生等。

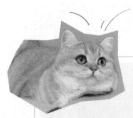

梅梅温馨小贴士：

1. VVC 十分常见，70%～75% 的女性一生中至少患过 1 次 VVC，8% 发展为 RVVC。

2. VVC 可以由自身潜伏的假丝酵母菌繁殖引起，也可以通过性交或接触传播。

3. 育龄女性由于体内雌激素水平较高相对更容易患 VVC。

4. 绝经女性虽然雌激素水平低下，但阴道黏膜变薄，抵抗力下降，仍有患 VVC 的风险。

5. 良好的个人卫生习惯、增强抵抗力等有利于预防 VVC。

第三章

外阴阴道假丝酵母菌病的危险因素

小伙伴们为什么都得病了？都没人陪我玩了！不开心！

狡猾的假丝酵母菌以两种状态存活：酵母相（孢子）和菌丝相（假菌丝）。听起来很深奥，其实不难理解：酵母相代表"休眠状态"，菌丝相代表"繁殖状态"。正常阴道菌群中含有少量假丝酵母菌，在乳杆菌的强势作用下是老实的"良民"，大多处于休眠状态，并不跑出来干坏事儿。一旦人体全身或阴道局部免疫力下降，假丝酵母菌就会大量繁殖，长出菌丝，张牙舞爪，引起外阴和阴道不适。我们把这种情况形象地称作"条件致病"，即在合适的条件下引发疾病。

因此，但凡可以导致身体免疫力异常的情况，都有可能成为VVC的诱因！常见诱发VVC的原因包括：妊娠状态、糖尿病、肥胖、大量应用免疫抑制剂和广谱抗生素、长期服用含雌激素的避孕药，以及一些不良生活习惯如长期使用护垫、穿着紧身化纤内裤、冲洗阴道、不洁性生活等，阴道微生物之间的平衡和制约被打破，使假丝酵母菌在阴道内过度生长繁殖，导致VVC发生。

✿ VVC 百问之十四：

体重会不会影响 VVC 的发生

现有文献资料显示，体重与 VVC 的发生并没有直接关系。也就是说，在没有其他高危因素的情况下，单纯体型过胖或过瘦并不会增加 VVC 的发生风险。

然而应当引起注意的是，部分体型过胖的人同时会有一些不良生活习惯，如喜欢吃甜食或喝含糖饮料，导致血糖升高，增加假丝酵母菌的致病风险。另一方面，肥胖者更容易出汗，外阴环境更加潮湿，可导致假丝酵母菌过度繁殖引发 VVC。部分肥胖女性合并多囊卵巢综合征，体内多余的脂肪可转化为雌激素，导致雌激素处于相对较高的水平，增加 VVC 的发生风险。体型偏瘦的人，容易出现抵抗力偏低，从而影响自身免疫状态，也可能增加 VVC 的发生风险。

因此，保持正常的身体质量指数（body mass index，BMI），不但有利于身体健康，也有利于降低 VVC 的发生风险。

✿ VVC 百问之十五：

机体免疫力对 VVC 的发生有什么影响

经常熬夜、生活或工作压力大、情绪焦虑等，会在一定程度上影响机体免疫力，身体内发挥免疫保护作用的细胞免疫和体液免疫就会"不给力"，从而给假丝酵母菌肆意生长繁殖提供机会，导致 VVC 发生。

当机体免疫力处于亢进状态时，机体或阴道黏膜对假丝酵母菌过度反应，出现瘙痒等症状，也可能造成 VVC 反复发作，这就是一些过敏体质的女性容易患 VVC 的原因。

因此，无论机体免疫力低下还是亢进，都容易患 VVC，保持良好的免疫状态对预防和治疗 VVC 都很重要。

✿ VVC 百问之十六：

哪些药物对 VVC 的发生有影响

首先说说雌激素。一些女性在进行激素替代治疗时会补充雌激素，口服的短效避孕药也含有雌激素。雌激素可以促进阴道上皮细胞的增殖，为假丝酵母菌提供大量的营养物质，增加 VVC 的发生风险。因此，女性应在医生的指导下正确使用含有雌激素的药物。

再来看看生活中经常用到的消炎药。按照医嘱，短期规范应用消炎药并不会影响阴道菌群的平衡状态，也不会增加 VVC 的发生风险。但如果长期应用消炎药或自行滥用消炎药，会杀死阴道内正常菌群，阴道菌群的平衡被打破，作为条件致病菌的假丝酵母菌就会大量繁殖，诱发 VVC 或加重 VVC 的症状。因此，避免滥用消炎药可减少 VVC 发生。

有些女性会因为一些疾患而使用免疫抑制剂。长期应用免疫抑制剂，机体免疫力受到抑制，不能有效地杀死来"捣乱"的假丝酵母菌，使机体容易发生 VVC。

❀ VVC 百问之十七：

性生活对 VVC 的发生有影响吗

正常且适度的性生活会使人们身心愉悦，机体处于良好的免疫状态，有利于阴道微生态环境的平衡。如果日常生活不注意卫生，或有不洁的性生活，容易将一些有害的细菌、真菌等微生物带入阴道内，从而诱发包括 VVC 在内的阴道炎等疾病。所以在性生活前后都要"洗白白"，最好全程使用安全套。

此外，女性患 VVC 后，通常情况下男性伴侣是不需要治疗的。但是，如果每次性生活之后 VVC 反复发作，这时应考虑 VVC 的发生是否与性伴侣有直接关系，如男性伴侣有无包皮过长导致包皮垢过多或龟头炎，如果有，建议伴侣到男科进行规范检查和治疗。

❀ VVC 百问之十八：

没有性生活也会得 VVC 吗

处女膜在一定程度上能够帮助女性阻隔大部分病原菌进入阴道，起到很好的保护作用，从而减少外阴和阴道炎症的发生。但正常生理结构的处女膜并不能起到百分之百的保护作用，也就是说，虽然发生概率小，但即使没有过性生活，依然存在患外阴和阴道炎症的可能。而且，约 10% 的女性阴道内本就有真菌生存，只是平时不致病而已。

❀ VVC 百问之十九：

避孕方式对 VVC 有什么影响

避孕方式有很多种，不同的避孕方式对 VVC 的影响也不一样。

"上环"（使用宫内节育器）、服用单纯含有孕激素的避孕药或"绝育"（输卵管结扎）等，不增加 VVC 的发生风险。

避孕套可以预防大部分性传播疾病，同时也能减少各种阴道炎症的发生，对于没有生育要求的女性，推荐使用避孕套避孕，并且建议全程使用。

含雌激素和孕激素的避孕药会改变女性体内雌激素与孕激素的比例，有可能造成阴道内假丝酵母菌过度繁殖，增加 VVC 的发生风险。

❁ VVC 百问之二十：

情绪状态会影响 VVC 吗

积极乐观的情绪状态一定程度上可以使机体处于良好的免疫状态，增加全身和阴道局部的抵抗力，不仅可以远离各种类型的外阴和阴道炎症，也会远离很多其他疾病。

过度关注阴道炎的女性，有可能从心理上夸大自我感受，觉得"特别特别痒"。因此，在 VVC 诊治过程中，正常的心态也非常关键。

❀ VVC 百问之二十一：

不良生活习惯对 VVC 有什么影响

熬夜、吸烟、酗酒等不良生活习惯，会对机体免疫力产生恶劣影响，导致假丝酵母菌等各种有害致病菌在阴道环境中兴风作浪。此外，熬夜还会影响机体内分泌系统的正常运行，使 VVC 更容易发作。早睡早起多锻炼，戒烟戒酒好饮食，免疫系统"强壮有力"，阴道环境才能"岁月静好"。

❀ VVC 百问之二十二：

不良卫生习惯对 VVC 有什么影响

不良卫生习惯，如穿紧身或化纤内裤、卫生护垫使用一整天不及时更换等，会造成阴道环境闷热、潮湿、不透气，致病微生物会乘虚而入并大量繁殖。正确做法：穿宽松、透气的裤子，选择棉质的内裤，不长期使用卫生护垫。

不注意个人卫生和不健康的卫生习惯，如内裤、袜子一起洗，使用不洁马桶等，很容易把外界有害的细菌、真菌等病原微生物带入阴道内，从而导致 VVC 发生。正确做法：内裤、袜子分开清洗，在通风透气处晾晒，公共场所注意个人卫生，住酒店时浴缸、马桶等擦拭消毒后使用。

阴道内有少量分泌物是正常的，一些女性因为觉得阴道内不干净而反复冲洗阴道。其实，过度冲洗阴道会同时冲洗掉阴道内大量有益的乳杆菌，破坏阴道内酸性环境，使阴道局部抵抗力下降，容易诱发阴道炎症。日常生活中，每晚睡前、性生活前后用清水清洗外阴就足够了！

那么，一定不能冲洗阴道吗？女性患 VVC 后如果外阴明显红肿瘙痒，阴道内有大量豆渣样分泌物，会影响局部用药的效果，需要短时间进行阴道冲洗，这样既可以去除大量阴道异常分泌物、减轻红肿瘙痒的症状，又可以在阴道用药时使药物更容易吸收，以发挥更好的治疗效果。需要强调的是，应在医生建议下冲洗阴道，不要随意自行冲洗阴道。

❈ VVC 百问之二十三：

饮食对 VVC 有什么影响

不同的饮食结构会对阴道菌群结构产生影响，不同的菌群结构抵御病原菌的能力不同。均衡的营养、健康的饮食，"培育"的是一支强健且菌群结构合理的阴道

"护卫军"，可强有力地抵御致病菌。不健康的饮食结构，尤其是多糖多油脂饮食，会打破正常阴道菌群平衡，阴道"护卫军"力量疲弱，使致病菌乘虚而入，大量繁殖。

❀ VVC 百问之二十四：

月经对 VVC 有什么影响

假丝酵母菌生存需要的营养条件不高，属于"给点阳光就灿烂"的类型。月经正常的年轻女性，雌激素水平比较高且稳定，雌激素可以促进阴道上皮细胞的增殖，后者因富含糖原，为假丝酵母菌的生长提供了大量营养物质。处于月经期的女性，一方面，月经血冲刷阴道会改变阴道酸碱环境，使阴道内菌群结构发生变化；另一方面，血液本身是良好的培养基，使假丝酵母菌容易在月经期繁殖。此外，月经期女性免疫力有所下降，若不注意卫生也会使 VVC 的发生风险增加。绝经后，雌激素水平下降，阴道黏膜萎缩，糖原含量减少，不利于假丝酵母菌的生长。因此，相对年轻女性，绝经女性患 VVC 的风险相对较低。但是，若绝经后女性反复发作 VVC，应注意是否合并糖尿病等疾病。

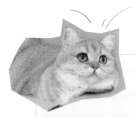

梅梅温馨小贴士：

1. VVC 的发生与很多因素有关，没有性生活史的女性也可能患 VVC。

2. 压力大、情绪差、焦虑及熬夜等可能影响机体免疫力的因素都与 VVC 的发生相关。

3. 月经来潮、免疫力亢进、使用部分药物（如雌激素类药物、消炎药及免疫抑制剂等）、不良卫生习惯、不洁性行为及不正确使用避孕套等均会增加 VVC 发生风险。

4. 均衡饮食，保持正常体重，有利于降低 VVC 发生风险。

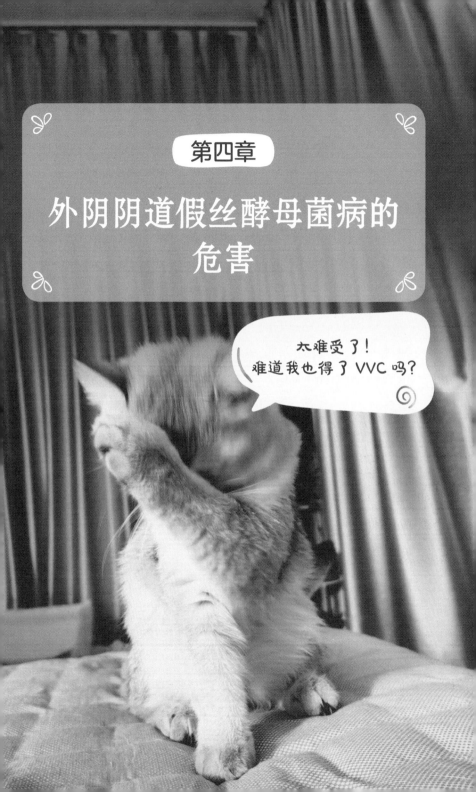

VVC最常见的表现为外阴痒、大量白色或灰白色块状白带，可描述为"豆渣样""奶酪样""凝乳样"等，有时还有轻度的外阴烧灼感，性生活或小便时有外阴、阴道疼痛等不适，如果反复抓挠，还可能造成外阴破溃。VVC看似是不起眼的小病，但对生活质量的影响可一点都不小，很多女性朋友都对其"恨之入骨"。

目前将VVC分为单纯性VVC和复杂性VVC。单纯性VVC指普通女性偶尔发生的、由白假丝酵母菌导致的轻度或中度VVC。一般比较好治疗，通常一个疗程的抗真菌药物就可以治愈，且不容易反复发作。复杂性VVC，顾名思义，相对单纯性VVC有一定的复杂性，包括复发性VVC、重度VVC、孕期VVC、非白假丝酵母菌所致的VVC，或糖尿病、免疫低下者发生的VVC等。重度VVC指临床症状严重，外阴或阴道皮肤黏膜有破损等。

由于每种VVC的规范治疗方案都不同，对于女性患者来说，大致了解自己的症状属于哪一类型VVC，做到心中有数，以便配合医生进行规范治疗和随访，对VVC的最终治愈大有帮助。

✿ VVC 百问之二十五：

VVC 的典型临床症状有哪些

VVC 的典型临床症状包括：外阴或阴道红肿、瘙痒，阴道分泌物增多呈豆渣样，外阴皮疹、灼痛，尿痛，性交痛，外阴或阴道溃疡糜烂等。未进行规范治疗的患者症状可能会反复出现，严重时会影响患者工作和生活，同时会引发患者焦虑和紧张情绪，严重影响身心健康。

✿ VVC 百问之二十六：

白假丝酵母菌和非白假丝酵母菌引起的症状有哪些不同

前文提到，90% 以上的 VVC 由白假丝酵母菌引起，8% 左右由光滑假丝酵母菌引起，剩余约 2% 由克柔假丝酵母菌、热带假丝酵母菌、近平滑假丝酵母菌等引起。白假丝酵母菌引起的 VVC 症状更加典型，如外阴红肿瘙痒、阴道黏膜炎症、豆渣样分泌物等。而非白假丝酵母菌引起的 VVC 症状相对较轻且不典型，且非白假丝酵母菌对抗真菌药物的耐药率更高，需要选择敏感药物进行治疗，治疗所需疗程相对更长。

❀ VVC百问之二十七：

引起外阴红肿灼痛的只有VVC吗

外阴和阴道与尿道、肛门毗邻，局部环境潮湿，易受污染。生育年龄的女性性生活频繁，容易受到外界病原体的感染；绝经女性及婴幼儿雌激素水平低，局部抵抗力下降，也易发生感染。外阴和阴道的炎症均可导致外阴红肿灼痛，如前庭大腺炎、前庭大腺脓肿、滴虫性阴道炎、VVC、萎缩性阴道炎等。所以，不是只有VVC可引起外阴红肿灼痛，出现不适症状时需要到正规医院完善相关化验和检查，明确诊断并进行治疗。

❀ VVC百问之二十八：

怎样判断VVC的严重程度

前文描述了VVC的主要临床表现，感染后患者的临床表现轻重不一，有关症状严重程度，2012年中华医学会妇产科分会感染协作组提出了VVC评分标准：评分≤6分者为轻、中度VVC，≥7分者为重度VVC。医生应结合评分标准及患者的个体化状况，评估病情并进行治疗。

✿ VVC 百问之二十九：

月经结束后私处总会痒痒的，是 VVC 吗

阴道平时是偏酸性的环境，而月经血是偏碱性的，每月一次的月经血冲刷会改变阴道酸碱环境，使阴道内菌群结构发生周期性变化，同时，血液本身也是良好的培养基，因此大量细菌、真菌容易在月经期繁殖。月经结束后的外阴瘙痒，有可能是 VVC，需要到正规医院进行专业的微生态检测或白带常规检查才能确诊。

✿ VVC 百问之三十：

VVC 会导致不孕吗

患 VVC 后女性阴道环境会发生变化，可能抑制或减弱精子活动力，同时，患 VVC 时可能伴随性交痛和性欲减退等，均会影响怀孕。当 VVC 治愈，阴道环境恢复正常时，即可消除对怀孕的不利影响。

✿ VVC 百问之三十一：

VVC 会导致盆腔炎吗

VVC 的病原体是假丝酵母菌，可反复感染、经久不

愈，但假丝酵母菌很少上行至盆腔，因此极少引起盆腔炎性疾病。但VVC会造成阴道黏膜充血、红肿，使阴道黏膜的通透性改变，阴道局部免疫力降低，容易诱发其他致病微生物的感染，特别是细菌感染，而细菌容易上行至宫颈甚至盆腔引起感染。

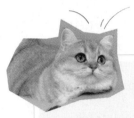

梅梅温馨小贴士：

1. VVC的典型症状包括外阴及阴道红肿、瘙痒、灼痛，阴道分泌物增多呈豆渣样，可伴随尿痛、性交痛等。

2. 非白假丝酵母菌引起的VVC症状相对较轻且不典型。

3. 根据VVC致病菌类型、临床症状严重程度及是否反复发作等，将VVC分为单纯性VVC和复杂性VVC。

4. 不同类型的VVC治疗措施有所不同，出现不适症状时应到正规医院完善检查、明确诊断，再进行治疗。

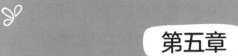

第五章

外阴阴道假丝酵母菌病的诊断

你们快帮帮我～
我是不是应该去看医生？
心情就像这雨一样糟透了！

"怎么才能知道自己得了VVC呢？""我拿到检验结果了，可是看不懂怎么办？""医生，我这结果问题大吗？严重吗？""我没有豆渣样白带，为什么医生还说我得了VVC呢？"不少女性有过这样的疑虑。

VVC典型的豆渣样白带可以帮助医生进行经验性诊断，但并不是所有VVC患者都有如此典型的症状，因此还是要依靠实验室检查进行诊断。目前确诊VVC最好的检查方法是阴道微生态检测，医生使用无菌棉拭子在阴道内取一些分泌物，均匀涂抹在玻片上，经过革兰氏染色后，将玻片放在显微镜下观察，通过显微镜可以看到放大1 000倍的微生物。比如图5-1中蓝紫色短棒状细菌就是革兰氏阳性杆菌——乳杆菌，它们是保卫阴道健康的卫士！图5-2至图5-4是假丝酵母菌在不同状态下的样子。如果看到图5-2"西瓜籽"状的孢子，则不一定能确诊VVC，需要结合自身症状综合判断。如果看到图5-3出芽的孢子，说明假丝酵母菌正在繁殖，但可能没有症状。图5-4中长长的丝状结构就是正在旺盛繁殖的假丝酵母菌，此时最容易出现明显的外阴瘙痒及红肿等炎症状态，可以直接确诊VVC。

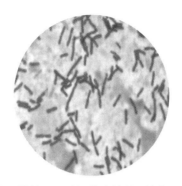

图 5-1　蓝紫色的棒棒——乳杆菌（革兰氏染色，1 000 倍油镜）

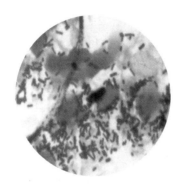

图 5-2　"西瓜籽"样孢子（革兰氏染色，1 000 倍油镜）

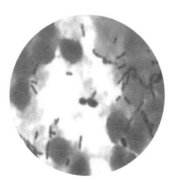

图 5-3　"两个连着的小球"样芽生孢子（革兰氏染色，1 000 倍油镜）

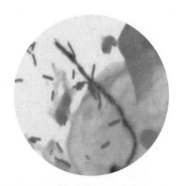

图 5-4　旺盛繁殖的假菌丝（革兰氏染色，1 000 倍油镜）

❀ VVC 百问之三十二：

通过什么方法可以明确诊断 VVC

明确诊断 VVC，需要实验室检查结果的支持，多用阴道微生态检测方法。通过革兰氏染色法在显微镜下找到假丝酵母菌的假菌丝或芽生孢子，即可诊断 VVC。

❀ VVC 百问之三十三：

VVC 的诊断依据是什么

临床表现结合实验室检查找到病原体即可诊断 VVC。

临床表现包括症状和体征。①症状：外阴和 / 或阴道瘙痒、烧灼痛，可以有尿痛和性交痛等，白带增多。

②体征：外阴潮红、水肿，可见抓痕或皲裂，小阴唇及阴道黏膜附着白色膜状物，阴道内可见较多的白色豆渣样分泌物，呈凝乳状。

实验室检查包括三种方法。①悬滴法：玻片滴 10% 氢氧化钾，显微镜下找到假菌丝。②涂片法：通过革兰氏染色法在显微镜下找到假菌丝或芽生孢子，是目前使用较多的微生态检测方法。③培养法：阴道分泌物直接接种于培养基上，经过培养见到酵母样菌落生长，此方法可同时进行药物敏感试验，但需要数天时间才可得到结果。

✿ VVC 百问之三十四：

怎样区别 VVC 和其他类型的阴道炎

VVC 主要表现为外阴和 / 或阴道瘙痒、烧灼痛，可伴有尿痛和性交痛等；白带增多，白带表现为白色豆渣样，可呈凝乳状；微生态检查可见假丝酵母菌的假菌丝和芽生孢子。

其他类型的阴道炎主要指细菌性阴道病、滴虫性阴道炎等。细菌性阴道病多无症状，有症状者可表现为白带增多同时伴有腥臭味，分泌物均质稀薄，微生态检测报告中的 Nugent 评分通常为 7 分及以上。滴虫性阴道炎则表现为稀薄脓性泡沫样白带，伴有烧灼感，可有性交痛，阴道分泌物与生理盐水混合后在显微镜下可见到活动的阴道毛滴虫。不同类型阴道炎有不同的病原体、临床症状、微生态检测和其他实验室检查有助于区别，进而选择合理、有效的临床用药。

❀ VVC百问之三十五：
为什么不能直接自行用药

VVC的典型症状是豆渣样分泌物，伴外阴瘙痒，在未明确病原体的情况下，盲目使用抗真菌药物，可能引起抗真菌药物的滥用或耐药。此外，除了最常见的白假丝酵母菌外，还有光滑假丝酵母菌、克柔假丝酵母菌、热带假丝酵母菌等非白假丝酵母菌也可引发VVC，不同类型的真菌对药物的敏感性有差别。因此医生建议，当出现症状时，要到正规医院进行阴道微生态检测，以明确病因并指导合理用药。此外，对于反复发作的患者，建议同时进行阴道分泌物真菌培养和药物敏感试验，根据药物敏感试验结果合理选择用药。

✿ VVC 百问之三十六：

什么是阴道微生态检测

　　阴道微生态检测包括形态学检测和功能学检测两部分。形态学检测指通过无菌棉拭子蘸取阴道分泌物，在玻片上均匀涂抹，进行革兰氏染色，通过显微镜观察菌群的密集度、多样性、优势菌、病原体（阴道毛滴虫，真菌假菌丝、孢子或芽生孢子等），并进行 Nugent 评分。功能学检测则通过测定阴道分泌物 pH、微生物产生的不同酶类等方面判断微生物的功能。微生态检测通过形态学检测识别各种微生物，结合功能学检测判断微生物的功能，综合评价阴道微生态环境。

✿ VVC 百问之三十七：

阴道微生态检测的优势是什么

　　阴道微生态检测可以通过一次检测，帮助诊断 VVC、细菌性阴道病、滴虫性阴道炎、需氧菌性阴道炎以及混合性阴道炎等。通过客观评价阴道微生态环境的状态，合理调整用药，对难治性阴道炎或无明确病因的阴道炎进行合理地临床诊疗指导。

❀ VVC百问之三十八：

怎样快速判读阴道微生态检测结果

正常阴道微生态的特点：①阴道菌群密集度为＋＋～＋＋＋、多样性为＋＋～＋＋＋；②优势菌为革兰氏阳性杆菌；③阴道 pH 为 3.8～4.5；④阴道乳杆菌功能正常（过氧化氢分泌正常）、白细胞酯酶等正常；⑤病原体阴性。上述指标若有异常，可判断为阴道微生态失衡状态，但可能是一过性的，在阴道局部免疫力或全身抵抗力良好的情况下可自行恢复。如果阴道局部免疫力欠佳或全身抵抗力降低（如劳累、不合理饮食、疾病状态等）或外源致病微生物增加时，可能会导致阴道炎。

❀ VVC百问之三十九：

诊断 VVC 之后，必须进行阴道分泌物培养和药物敏感性测定吗

不是。VVC 反复发作、经验性用药治疗效果不好、有症状但多次显微镜检查没有异常发现时，需要进行阴道分泌物培养和药物敏感性测定。

✿ **VVC百问之四十：**

报告单中的阴道清洁度是什么

　　阴道清洁度是指利用显微镜对阴道分泌物进行湿片检查时，通过观察上皮细胞、白细胞（脓细胞）、阴道大杆菌及杂菌等情况，确认阴道内环境的状况，从而判断阴道有无炎症。

　　阴道清洁度的判定情况如下：①Ⅰ度，以阴道大杆菌为主，可见大量阴道上皮细胞；②Ⅱ度，有部分阴道大杆菌和阴道上皮细胞，但也有部分脓细胞和杂菌；③Ⅲ度，只有少量阴道大杆菌和阴道上皮细胞，有大量脓细胞和杂菌；④Ⅳ度，没有阴道大杆菌，有大量脓细胞和杂菌。通常情况下，Ⅰ～Ⅱ度为正常，Ⅲ～Ⅳ度为异常。

✿ **VVC百问之四十一：**

假丝酵母菌的假菌丝、孢子和芽生孢子，哪个更可怕

　　假丝酵母菌以三种形态存在：假菌丝、孢子和芽生孢子。假菌丝代表假丝酵母菌旺盛的繁殖状态，阴道分泌物革兰氏染色涂片可以看到长长的假菌丝，此时容易

出现明显的外阴和／或阴道瘙痒、红肿等炎症状态。芽生孢子是假丝酵母菌的另一种繁殖状态，阴道分泌物革兰氏染色涂片只看到芽生孢子时，说明假丝酵母菌正在繁殖，但可能没有明显症状。孢子是假丝酵母菌的休眠形态，药物治疗虽然纠正了临床症状，但可能并未完全杀死假丝酵母菌，其会以孢子的形态休眠，当阴道环境被破坏，阴道局部免疫力或全身抵抗力下降时，假丝酵母菌的孢子可以迅速繁殖，表现为疾病复发。

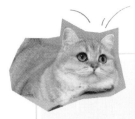

梅梅温馨小贴士:

1. VVC 的诊断需要结合临床症状及实验室检查。

2. 诊断 VVC 最常见的实验室检查方法是阴道微生态检测。

3. 阴道微生态检测包括形态学及功能学检测，以形态学为主。

4. 假丝酵母菌在显微镜下可表现为孢子、芽生孢子及假菌丝三种形态。

5. 显微镜下发现假菌丝或芽生孢子，提示假丝酵母菌处于繁殖状态，可诊断 VVC。

6. 显微镜下仅见到孢子，提示假丝酵母菌处于休眠状态，可通过提高免疫力降低 VVC 的发生风险。

7. 反复发作、经验性用药效果欠佳时，建议进行阴道分泌物培养和药物敏感性测定。

8. 阴道微生态检测有利于全面评价阴道环境，在阴道炎症诊治中有独特优势。

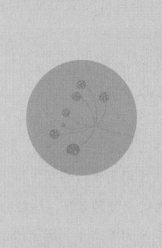

第六章

外阴阴道假丝酵母菌病的治疗

医生说我就是得了VVC~
难受！想哭！
我该用什么药呀？

假丝酵母菌是一种条件致病菌，没有症状的VVC患者不需要治疗。有症状的VVC患者需要治疗，治疗方案应根据个体情况进行评估，包括致病菌的种类、有无合并症、高危因素以及既往用药记录等。目前市场上治疗VVC的药物主要包括：唑类、多烯类及棘白菌素类等。最常见的是唑类，如氟康唑、克霉唑、咪康唑及伊曲康唑等。用药方式包括阴道用药（乳膏剂、栓剂、片剂等）和口服用药。

虽然这些药物在药店可以轻易买到，但不建议女性患者自行用药。由于抗菌药物的滥用，狡猾的假丝酵母菌已经可以耐受多种药物，长此以往，治疗VVC可能会陷入无药可用的境地！需要提醒大家的是，根据每位患者症状的严重性、致病菌类型以及是否反复发作，VVC的治疗方案不尽相同。不恰当的用药不仅无法治愈疾病，还可能为VVC复发埋下隐患！除了使用针对VVC的药物外，还应分析每位患者自身潜在的高危因素，从源头开始，纠正不良生活习惯和卫生习惯，预防重于治疗，这样才能彻底治愈VVC。

❀ VVC 百问之四十二：

VVC 的治疗原则是什么

有症状的 VVC 患者明确诊断后需要进行治疗。治疗原则包括：①积极去除 VVC 发病的诱因；②规范化应用抗真菌药物，首次发作或首次就诊是规范化治疗的关键时期；③无症状的性伴侣无需常规治疗，复发性 VVC 患者的性伴侣应同时完善相关检查，必要时给予治疗；④不常规进行阴道冲洗；⑤ VVC 急性期避免性生活或在性生活时使用避孕套；⑥同时治疗其他性传播疾病；⑦强调治疗的个性化；⑧长期口服抗真菌药物应注意监测肝、肾功能及其他相关副反应。

❀ VVC 百问之四十三：

为什么去除诱因对 VVC 很重要

假丝酵母菌是一种条件致病菌，VVC 的发病及复发可由多种因素促进或诱发，包括宿主因素、局部防御机制、基因多态性、过敏反应、血糖水平、抗生素使用情况、社会心理压力、雌激素水平和性生活等。对于复发性 VVC，治疗有效及预防复发的前提是尽一切可能去除诱因。

❀ VVC 百问之四十四：

VVC 的用药原则是什么

无症状性伴侣无需常规治疗；首次发作或首次就诊，规范化治疗是关键；复杂性 VVC 的治疗包括强化治疗和巩固治疗。

❀ VVC 百问之四十五：

VVC 可以治愈吗

对 VVC 进行规范化治疗，可以达到治愈的目的，而且治疗第一次发作的 VVC 大多数医生都可以做到，可以使症状缓解、阴道内假丝酵母菌阴性。而 VVC 最令女性朋友痛苦的是反复发作。因此，真正能减少或控制以后的发作，才是关键。

需要强调的是，VVC 是一种真菌引起的外阴、阴道感染，当机体免疫力下降时就可能产生，一生中有可能再次感染。

✿ VVC 百问之四十六：

治疗 VVC 一定要把所有的病原体杀死吗

对 VVC 进行规范化治疗，最有效的治疗策略不是根除下生殖道的所有微生物，而是减少致病真菌的数量，使阴道环境达到稳态，以患者无症状为目的。

✿ VVC 百问之四十七：

治疗 VVC 常用的药物有哪些

目前临床上治疗 VVC 的药物主要包括：唑类、多烯类、棘白菌素类，此外还有多种替代和补充治疗的药物，如硼酸、益生菌等。用药方式分为局部用药（阴道用药）和口服用药。

✿ VVC 百问之四十八：

治疗 VVC 选择口服用药还是阴道用药

VVC 患者口服药物的治愈率与局部用药相当。没有证据表明任何一种制剂对 VVC 有更高的治愈率，也没有证据表明某种特定的抗真菌药物优于其他药物。具体用药选择取决于患者的个人需求。

❀ VVC 百问之四十九：

使用阴道栓剂有哪些注意事项

使用阴道栓剂注意事项包括：①最好晚上睡前使用，目的是增加药物在治疗部位，即药物在阴道内的停留时间，提高治疗效果；②用药 2 小时内尽量避免如厕；③月经期间不宜使用；④如果阴道栓剂含有油脂性基质，可能导致使用避孕套避孕失败；⑤皮肤有烧灼感、红肿等情况时，应及时停药并就诊。

❀ VVC 百问之五十：

常用治疗 VVC 药物的副作用有哪些

通常患者对常用的局部抗真菌药物有良好的耐受性。口服的伊曲康唑可能比氟康唑引起更多的副作用，包括类过敏反应和头痛。口服药物治疗时，应同时考虑与其他治疗药物的相互作用。棘白菌素类主要在肝脏代谢，对肝功能有一定的影响，几乎不影响肾功能，肾功能异常时无需调整剂量，肝功能明显异常时应停药。

🌸 VVC 百问之五十一：

使用治疗 VVC 的药物后出现副作用怎么办

使用治疗 VVC 的药物出现副作用后应停止用药，尽快至医院就诊，并更换其他药物继续治疗。

🌸 VVC 百问之五十二：

治疗 VVC 有必要恢复阴道微生态平衡吗

VVC 的致病菌是假丝酵母菌，是阴道内的定植菌，在阴道微生态平衡的状态下不致病。当阴道微生态平衡被打破时，假丝酵母菌可乘虚而入，所以维持阴道微生态平衡很重要。

🌸 VVC 百问之五十三：

有必要使用益生菌制剂吗

目前研究提示，一方面益生菌可以阻断病原体从胃肠道转移至阴道中，另一方面益生菌可以调节宿主的免疫反应，提高阴道局部的防御能力。也有研究认为，益生菌可以抑制假丝酵母菌的生长。对于益生菌与 VVC 的关系还需要更多的研究证实。如 VVC 女性阴道内缺乏乳杆菌，建议补充乳杆菌制剂。

❀ VVC 百问之五十四：

发生 VVC 时性伴侣需要治疗吗

一般而言，VVC 患者的性伴侣若无症状，不需要治疗。如果性伴侣出现症状，或在阴茎或精液中检测到假丝酵母菌，或复发性 VVC 患者的伴侣，则建议性伴侣接受单次氟康唑治疗。

❀ VVC 百问之五十五：

得了 VVC 还能进行性生活吗

得了 VVC 后可以有性生活，但建议尽量避免在 VVC 急性期发生性生活，因为会加重症状。复发性 VVC 患者巩固治疗期发生性生活时，应注意避开用药当日，或先进行性生活后上药，同时建议使用避孕套，不仅可以预防性传播疾病，也可以减少 VVC 的反复发作。

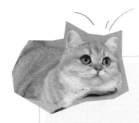

梅梅温馨小贴士：

1. 去除 VVC 诱因很重要。

2. 无症状 VVC 患者无需治疗。

3. 有症状 VVC 患者一旦确诊，需要治疗，治疗应个体化。

4. 单纯性 VVC，推荐使用局部使用或口服抗真菌药物。

5. 复杂性 VVC，推荐强化治疗和巩固治疗方案。

6. 规范应用抗真菌药物，减少致病菌耐药发生。

7. 一般来说，无症状性伴侣无需常规治疗，复发性 VVC 患者的性伴侣建议单次口服抗真菌药物治疗。

8. 应同时治疗其他性传播疾病。

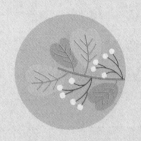

第七章

容易复发的外阴阴道假丝酵母菌病

这个病怎么像影子一样缠着我！难受！

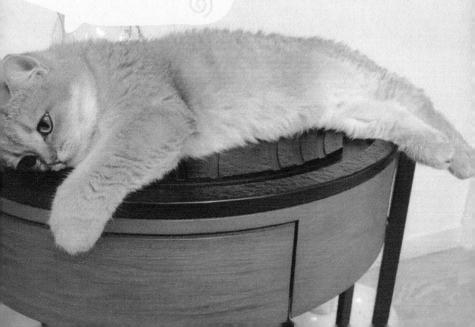

"每次月经结束外阴都会痒""最近熬夜加班比较多，下面又开始痒了""前几个月刚刚治好，最近又犯了""用药时白带正常，但停药后没多久白带又成豆渣样了""总是反复发作，换了很多药都不管用"……经常听到女性朋友有这些困惑，如果之前确诊过 VVC，那这可能是复发性外阴阴道假丝酵母菌病（RVVC）。一年中有 4 次及以上症状性的 VVC 发作，就可以定义为RVVC。如果将 VVC 比作"妇科感冒"，RVVC 就是"反复性的妇科感冒"。我们能做的，就是尽可能排除引起VCC 的因素。RVVC 容易发生在性生活活跃、免疫力低下、糖尿病、使用激素类避孕药、卫生习惯不良、滥用消炎药等女性中，如果您存在这些问题，一定要注意！

和 VVC 治疗不同，RVVC 治疗时需要遵循两大原则：先强化、后巩固。强化治疗，需要更高频次或更大剂量使用抗真菌药物，尽可能消灭阴道中的假丝酵母菌。在此基础上还需要继续巩固治疗 6 个月甚至更长时间。一些女性听到要继续治疗 6 个月，就开始打退堂鼓，尽管医生不断强调巩固治疗的必要性，她们也会在自认为没症状后擅自停药，一段时间后，不舒服症状再次出现，就诊时发现是 VVC 复发。还有一些女性用药

时"三天打鱼，两天晒网"，想起来就用药，忙的时候
忘记就不用了。上述两种用药方式都是 RVVC 治疗的
大忌。

✿ VVC 百问之五十六：

什么是 RVVC

如果一年内出现 4 次及以上有症状的 VVC 发作，
称为 RVVC。确定 VVC 是否复发的主要评定指标是取
阴道分泌物进行显微镜下观察，如果真菌学检查再次出
现阳性，结合临床症状，可明确 VVC 复发。

✿ VVC 百问之五十七：

为什么 VVC 容易反复发作

VVC 的反复发作与假丝酵母菌自身特点和女性自身
特点有关。第一，假丝酵母菌是阴道内常驻的条件致病
菌，减肥、熬夜、糖尿病、免疫力低下等高危因素可诱
发 VVC。第二，假丝酵母菌以假菌丝、孢子和芽生孢子
三种形式存在，其中孢子形式是假丝酵母菌的休眠状
态，对药物的敏感性降低，不易被彻底清除，当阴道环
境异常改变，可使假丝酵母菌再次繁殖成假菌丝，疾病

复发。第三，每月一次的月经血冲刷会改变阴道酸碱环境，使阴道内菌群发生周期性变化，月经血是良好的培养基，因此假丝酵母菌容易在月经期繁殖。此外，育龄期女性体内的高雌激素水平或长期服用含雌激素药物的女性，易使假丝酵母菌大量繁殖。怀孕时女性体内会产生大量雌激素，所以怀孕期间也可能出现 VVC 的反复发作。

✿ VVC 百问之五十八：

VVC 反反复复，是没治好还是再感染

目前主流观点认为，阴道中假丝酵母菌并没有被彻底清除，当阴道环境改变时，持续存在的假丝酵母菌再次繁殖导致机体出现症状。假丝酵母菌以孢子形式休眠时并没有外阴瘙痒等症状，但当阴道微生态环境改变适宜假丝酵母菌生长时，休眠状态下的孢子再次繁殖成假菌丝，出现临床症状。也有观点认为 RVVC 的发生是原始感染的假丝酵母菌相同菌株的内源性再感染，如假丝酵母菌也可寄生在肠道中，大便后因不良的擦拭习惯可能将假丝酵母菌带入阴道内，引起再次感染。

✿ VVC 百问之五十九：

治疗 RVVC 的关键是什么

治疗 RVVC 的关键是去除诱发因素，并进行巩固治疗。在强化治疗达到真菌学治愈（即化验真菌为阴性）后，需要继续巩固治疗至少 6 个月。根据个人的发病特点进行巩固治疗，国内外指南推荐巩固治疗用药具体原则如下：规律性发作者，发作前预防用药 1 次，连续 6 个月；无规律发作者，每周用药 1 次，连续用药 6 个月。不可因为无症状而擅自停药，此种做法极易导致 VVC 再次复发。

✿ VVC 百问之六十：

治疗 RVVC 有什么特殊性

治疗 RVVC 的特殊性在于巩固治疗，和单纯性 VVC 相比，RVVC 需要巩固治疗至少 6 个月才能彻底治愈。VVC 极易在月经前后复发，因此治疗时需要在月经前后用药，抑制因月经血导致的阴道菌群紊乱。

VVC百问之六十一：

VVC经常复发，需要预防用药吗

防止VVC反复发作的方法之一，就是在其发作前进行预防性用药。如果发作与月经周期密切相关，则需要围绕月经周期，在月经前后预防性用药。如果VVC常在性生活后发作，则需要在性生活后立即用药，防止致病微生物大肆繁殖。对于发作没有规律的女性，则需要在第一次治疗真菌学转阴后，每周用药1次，连续用药6个月，防止复发。

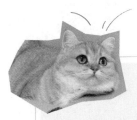

梅梅温馨小贴士：

1. 去除RVVC的诱因依旧很关键。
2. 治疗RVVC的原则是先强化、后巩固。
3. 切忌擅自中断用药或漏用药。

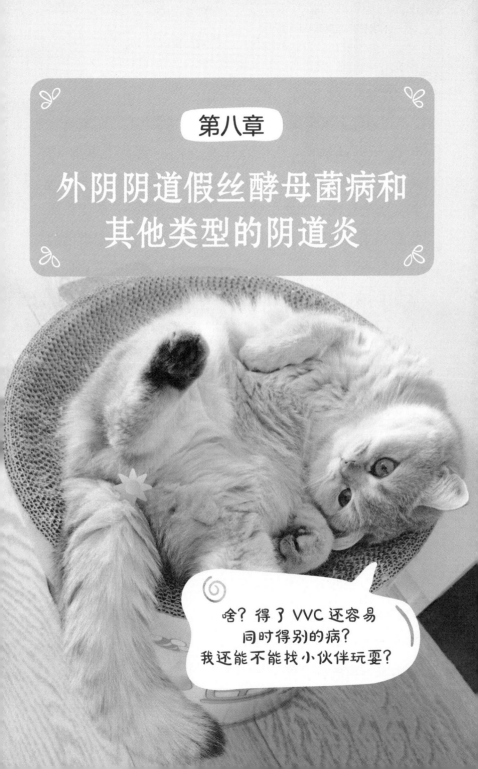

第八章

外阴阴道假丝酵母菌病和
其他类型的阴道炎

啥? 得了 VVC 还容易
同时得别的病?
我还能不能找小伙伴玩耍?

　　"为什么医生说我得了混合性阴道炎？""阴道炎有什么不一样的吗？""为什么会同时得好几种阴道炎？""这种情况是不是很难治愈？"很多女性会有诸如此类的疑问。那么，什么是混合性阴道炎？前文已经提到，正常健康女性的阴道内并非无菌状态，阴道内的微生物有几十甚至上百种。可以把阴道内的微生物种类比作很多"门派"，在健康的阴道环境中，好的"门派"，也就是乳杆菌，占据主导地位，作用是维持阴道的秩序和平衡；当其他"门派"，也就是其他种类的微生物，超过乳杆菌的能力时，阴道环境紊乱，就会出现不同种类的阴道炎症；当多个"门派"同时崛起时，就可能出现混合性阴道炎。

　　从专业角度来讲，混合性阴道炎由两种或两种以上病原微生物引起，我国各地区混合性阴道炎的患病率总体波动范围为 7.3%～56.8%。混合性阴道炎具有症状不典型、病程长和易复发等特点，相比单一种类的阴道炎症来说，诊断和治疗相对困难。混合性阴道炎常伴有复杂的阴道微生态环境紊乱，若混合感染未得到及时、正确的诊治，容易导致感染反复发作和治疗失败，同时也会带来很重的社会经济压力。

VVC 作为阴道真菌感染的典型，其反复发作足以令广大女性心烦意乱。同时，VVC 容易合并其他类型的阴道炎症，如细菌性阴道病、滴虫性阴道炎等，使阴道环境进一步恶化，治疗起来十分棘手，严重影响女性的身心健康。接下来，我们将了解 VVC 与其他类型病原体引起的混合感染，用科学的方法治疗并战胜混合性阴道炎。

✿ VVC 百问之六十二：

VVC 容易合并其他类型的感染吗

阴道内的微生物除了乳杆菌这位"正派"以外，其他微生物大都有"反派"潜质。正常阴道内可以寄生少量的需氧菌，如肠杆菌、肠球菌、葡萄球菌及链球菌等，也可寄生少量的厌氧菌，如加德纳菌、普氏菌属及动弯杆菌等，还可能潜伏少许真菌孢子，正常情况下并不致病。当局部抵抗力下降时，真菌孢子出芽变成有侵蚀能力的假菌丝并大量繁殖，引发 VVC。此时，如果厌氧菌同时大量繁殖，就会出现 VVC 合并细菌性阴道病。如果需氧菌同时大量繁殖，就会出现 VVC 合并需氧菌性阴道炎。如果此时阴道内不幸有毛滴虫"造访"，就会出现 VVC 合并滴虫性阴道炎。如果阴道环境极其恶劣，甚至会出现三种以上混合感染。混合感染越复杂，治疗起来就越棘手。

❀ VVC百问之六十三：

混合性阴道炎有哪些症状呢

混合性阴道炎的显著特点是症状不典型。VVC主要表现为阴道豆渣样分泌物，外阴红肿、瘙痒；细菌性阴道病主要表现为分泌物有鱼腥臭味，很少有外阴红肿、瘙痒；需氧菌性阴道炎主要表现为分泌物增多且有异味，外阴红肿、瘙痒；滴虫性阴道炎则主要表现为阴道黄绿色泡沫样分泌物，阴道黏膜甚至宫颈充血，呈现"草莓样宫颈"。可以看出，不同类型的阴道炎其临床表现很有特征，有经验的临床医生有时仅凭症状即可诊断。然而，混合感染的阴道炎临床表现多样化且个体化，可能会同时出现上述某种或某几种阴道炎的症状，诊断起来十分困难。

❀ VVC百问之六十四：

混合性阴道炎症状更严重吗

如前所述，由于混合性阴道炎症状并不典型，所以很难用"严重"或"不严重"来描述其表现。和大部分单一种类的阴道炎相比，混合感染的症状或许会更严重，其表现更复杂、更个体化、更隐匿。当临床症状并不能用某种单纯性阴道炎的表现解释时，应考虑是否为混合感染。

VVC 百问之六十五：

如何判断自己得了混合性阴道炎

当阴道分泌物出现异常增多、异味、色黄或外阴瘙痒时，女性应意识到自己可能患上了阴道炎。但患者自身不太容易判断阴道炎的类型，尤其是混合感染的阴道炎。不恰当的自行诊断和用药可能适得其反，建议患者到正规医院妇科感染门诊就诊，进行阴道分泌物检测，有条件时可以进行阴道微生态检测，以便准确诊断混合性阴道炎并合理治疗。

VVC 百问之六十六：

VVC 和 HPV 有相互促进的作用吗

人乳头瘤病毒（human papilloma virus，HPV），是一种可以感染生殖道黏膜的病毒，高危型 HPV 感染可能导致宫颈癌前病变甚至宫颈癌的发生。随着 HPV 疫苗的普及，公众对 HPV 感染的关注度也越来越高。近年越来越多的研究发现，HPV 感染与恶劣的阴道环境有关，已有研究证实 HPV 感染和细菌性阴道病有明确相关性。然而，关于 HPV 和 VVC 的关系，目前仍存在争议，尚不能明确二者之间绝对的相关性。也就是说，单纯的 VVC 不一定会增加 HPV 的感染风险，但 VVC 合并细菌性阴道病的女性发生 HPV 感染的风险或许会升高。

❀ VVC 百问之六十七：

发生混合性阴道炎怎么办

混合性阴道炎应在专业医生的指导下进行药物治疗，切忌自行用药。混合性阴道炎的治疗应针对炎症的类型、不同的病原体规范使用抗菌药物，有时需要联合两种甚至多种药物治疗。此外，适当补充有益菌，可能会帮助恢复阴道微生态环境。

应充分了解混合性阴道炎多种病原体之间的相关性，避免治疗中出现病原体之间"此消彼长"的情况。应根据引起症状的主要病原体种类依次治疗，如果用药不当，病情可能越来越严重。

✿ VVC 百问之六十八：

混合性阴道炎治疗更困难吗

混合性阴道炎的治疗相比于单纯性阴道炎会更困难。医生会考虑以下几个问题：①需要杀灭哪些病原体？②如何才能缓解外阴和阴道局部症状？③怎样才能恢复阴道内乳杆菌的主导作用？

✿ VVC 百问之六十九：

VVC 和其他阴道炎同时存在，应该先治哪一种

混合性阴道炎是两种或两种以上阴道炎同时出现，治疗上是否有固定的顺序呢，应先治疗哪一个？一般来说，VVC 合并其他类型的阴道炎时，应优先治疗 VVC，或同时使用抗真菌药物及抗细菌药物。因为当 VVC 合并细菌性阴道病时，如果先用消炎药治疗细菌性阴道病，不用抗真菌药物，可能出现真菌加速生长，外阴和阴道红肿及瘙痒等症状会更加严重。如果 VVC 合并滴虫性阴道炎，可以同时进行抗真菌及抗毛滴虫治疗。无论如何，优先治疗假丝酵母菌感染，一般都不会出大错，因为 VVC 的症状十分明显并且严重影响女性的生活。

❀ VVC 百问之七十：

混合性阴道炎更容易复发吗

是的！VVC 本身就容易反复发作，假丝酵母菌平时以孢子形式休眠，当阴道环境受到破坏，局部或全身抵抗力下降时，假丝酵母菌容易趁机繁殖，使 VVC 复发；假丝酵母菌生命力十分顽强，其生存需要的营养条件不高，最喜欢糖分较高的培养基，阴道黏膜上皮富含糖原，是非常好的天然培养基。尤其年轻女性雌激素水平高且稳定，雌激素可以促进阴道上皮细胞的增殖，为假丝酵母菌的生长繁殖提供大量营养物质！

当假丝酵母菌合并其他类型致病微生物感染时，阴道微生态失衡更严重，因此帮助阴道环境回归平衡状态需要的时间一般更长。一旦阴道环境再次经历"风吹草动"，阴道微生态会再次回到失衡状态，导致感染再次发生。药物治疗固然重要，寻找并去除诱因、保持良好的生活习惯，才能够帮助女性长久获益。

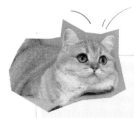

梅梅温馨小贴士：

1. 混合性阴道炎指假丝酵母菌和阴道内其他致病菌同时大量繁殖引起的阴道炎症。

2. 混合性阴道炎的症状不典型，诊断和治疗更加复杂。

3. 混合性阴道炎的诊断主要依靠阴道微生态检测。

4. 单纯凭借临床症状很难诊断混合性阴道炎。

5. 治疗混合性阴道炎切忌滥用药物，应在医生指导下进行个体化治疗。

6. 混合性阴道炎复发的概率比单一种类的阴道炎症更高。

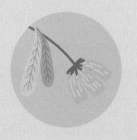

第九章

怀孕和外阴阴道假丝酵母菌病的关系

好朋友怀了小宝宝～
她说怀孕的时候特别容易得
VVC～好担心她呀～唉～

"我从没得过 VVC，为什么怀孕了反而出现了豆渣样白带？""我孕期特别小心，从没有过性生活，怎么还会得阴道炎呢？"不少女性曾有这样的困惑。怀孕是每个女性的高光时刻之一，但令人烦恼的是，孕妈妈们本身怀着宝宝已经足够辛苦，还会比平时更容易受到 VVC 的困扰！

假丝酵母菌可在 10% ~ 20% 非孕妇及 30% 孕妇的阴道中寄生。怀孕期间的 VVC 属于复杂性 VVC 的一种，说它复杂，是因为 VVC 发生人群的特殊性，怀孕这件事关系到一个新生命的到来，而孕产妇和新生儿保健一直是社会关注的重点。怀孕本身就是 VVC 的诱发因素，孕期复发很常见。由于怀孕这一诱发因素的持续存在，和非孕期女性相比，怀孕期间的 VVC 治疗效果并不满意。

一方面，有阴道感染的情况存在；另一方面，孕妇心理会受到影响，久而久之，可能会影响新生儿的结局，所以怀孕期间发生的 VVC 不容小觑。

✿ VVC 百问之七十一：

备孕期间得了 VVC，会影响怀孕吗

如果处于 VVC 急性发作期，建议待 VCC 控制后继续备孕。去除诱因、规范治疗是关键。

✿ VVC 百问之七十二：

治疗 VVC 期间怀孕了怎么办

VVC 治疗分为口服用药和阴道局部用药，口服药物可能伴随消化道反应、肝毒性等副作用，在孕期的安全性尚未得到充分验证，不建议口服治疗 VVC 药物期间怀孕；若在阴道局部用药治疗 VVC 期间怀孕，可以顺其自然。

✿ VVC 百问之七十三：

怀孕期间更容易得 VVC 吗

怀孕本身就是 VVC 发生的高危因素。正常情况下，假丝酵母菌是女性阴道内常见的定植菌，怀孕后免疫系统受到抑制，身体抵抗力降低，假丝酵母菌趁机大量繁殖，导致发生 VVC。孕期女性的阴道分泌物中雌激

素水平升高、糖原含量增加，同时阴道上皮处于充血水肿的状态，外阴、阴道湿度增加，这些因素均有利于假丝酵母菌生长，容易导致假丝酵母菌反复感染。此外，孕期如果合并糖尿病或其他疾病，VVC 的发生风险也会升高。

❀ VVC 百问之七十四：

为什么要更加重视怀孕期间发生的 VVC

VVC 对胎儿可能产生不良影响，如果感染未能控制，可能进一步促进阴道内的细菌感染，如果细菌通过阴道、宫颈向子宫腔蔓延，可能导致羊膜腔内感染，胎膜早破、早产等风险增加。对孕妈妈来说，一方面，VVC 会带来不适感；另一方面，阴道黏膜在严重感染时水肿明显，分娩过程中软产道裂伤、产后出血、产后伤口愈合差等风险升高。

❀ VVC 百问之七十五：

新生儿会被传染 VVC 吗

怀孕晚期发生 VVC，可能导致新生儿感染假丝酵母菌，出现如鹅口疮和皮炎等疾病。

✿ VVC 百问之七十六：

怀孕期间的 VVC 应该怎样治疗

对于无症状者，国内和大部分国际指南（如中华医学会妇产科学分会感染性疾病协作组关于 VVC 的诊治规范、美国疾病预防控制中心性传播疾病诊治指南、加拿大关于外阴阴道炎的监测与管理、英国性健康和艾滋病协会共识等）均不建议进行治疗，因为无症状 VVC 与不良妊娠结局的关系尚无定论。而德国关于 VVC 的指南，建议对孕晚期女性的无症状假丝酵母菌定植进行治疗，以减少新生儿感染假丝酵母菌的风险。

对于有症状者，临床治疗主要以缓解症状为目的，采用对胎儿无害的阴道唑类用药。孕期 VVC 的病情比较顽固，应在医生的指导下进行足疗程、个体化治疗。

✿ VVC 百问之七十七：

孕期与非孕期 VVC 治疗有差别吗

孕期与非孕期 VVC 的用药差别很大。

非孕期的女性发生 VVC 时，可根据病情选择合适的用药途径。阴道用药价格低廉，全身吸收性低；口服药物使用方便，适用于月经期、出差或复杂性 VVC，但可能伴随消化道反应、肝毒性等副作用。

由于口服用药治疗 VVC 在孕期的安全性尚未得到充分验证，且孕期治疗 VVC 以缓解症状为主要目的，因此孕期 VVC 治疗首选阴道局部唑类用药，但疗程需要延长。

✿ VVC 百问之七十八：

怀孕期间的 VVC 与生殖道 B 族链球菌感染有关系吗

流行病学研究显示，孕妇生殖道 B 族链球菌（group B Streptococcus，GBS）的携带率为 25%～40%，GBS 感染诱发早产率高达 60%，当假丝酵母菌与 GBS 共同感染，早产率会显著增加。此外，假丝酵母菌与 GBS 相互作用会减弱阴道局部免疫功能，有利于假丝酵母菌大量繁殖，使 VVC 的发生风险增加。

✿ VVC 百问之七十九：

怀孕期间得了 VVC 还能经阴道分娩吗

孕期 VVC 对妊娠结局的影响有争议。部分研究认为，怀孕早、中期的 VVC 与低出生体重及早产有关；

怀孕晚期发生的 VVC，可能导致新生儿假丝酵母菌病，特别是鹅口疮和皮炎等。但也有研究认为，VVC 与分娩结局和新生儿结局无显著关联。但无论如何，孕期患 VVC 并不影响阴道分娩，但建议最好在分娩前控制发作。

✿ VVC 百问之八十：

怀孕后得了 VVC，还可以进行性生活吗

一般无需对性伴侣进行常规治疗，但是如果男性伴侣有龟头炎，需要进行真菌检查和治疗。男性伴侣包皮过长，需要每日清洗，也可择期手术。治疗期间尽量不要同房，如果同房建议全程使用避孕套，避免交叉感染。

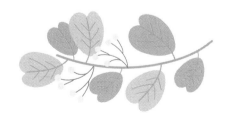

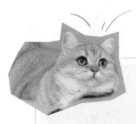

梅梅温馨小贴士：

1. 怀孕是诱发 VVC 的高危因素之一。
2. 孕期发生 VVC 可能对胎儿、新生儿和孕妇造成不良影响。
3. 孕期与非孕期 VVC 治疗有很大区别，目前认为孕期 VVC 的治疗选择阴道局部唑类用药是安全的。
4. 孕期 VVC 的治疗原则要遵循足疗程、个体化。

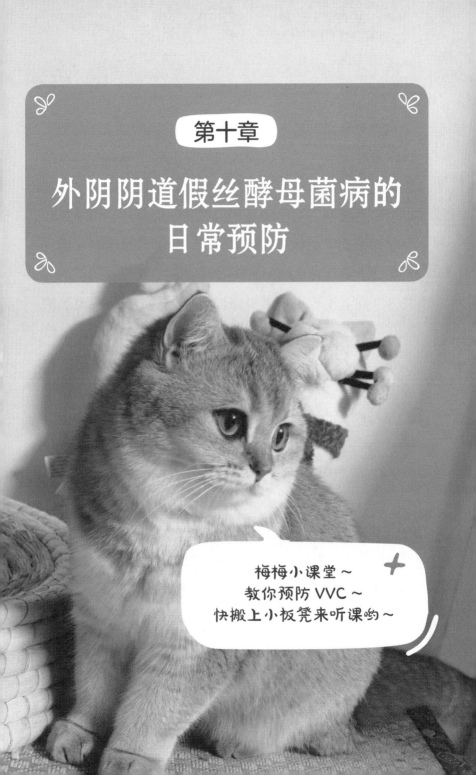

第十章

外阴阴道假丝酵母菌病的日常预防

梅梅小课堂～
教你预防 VVC ～
快搬上小板凳来听课哟～

　　生殖健康，是近年来提出的新概念。1994 年国际人口和发展大会《关于国际人口与发展行动纲领》将生殖健康定义为：生殖健康不仅指没有疾病或不虚弱，而是指生殖系统及其功能和过程所涉及一切身体、精神和社会等方面的健康状态。当今时代，每 3 分钟就有一位年轻女性遭受妇科疾病的威胁。

　　女性下生殖道是需要保护的私密地带。下生殖道的皮肤、黏膜皱褶多，汗腺、皮脂腺会产生分泌物，前庭大腺、宫颈和阴道也会产生分泌物，下生殖道和尿道口、肛门的相邻关系，还有按月到来的月经和性生活等综合因素，使得女性很容易患 VVC。VVC 犹如"妇科感冒"，三天两头地光顾，不分白天黑夜，不分春夏秋冬，总是悄无声息地出现，让患病女性坐立不安，烦躁不堪。假丝酵母菌这种条件致病菌可以潜伏在正常女性的阴道内，当阴道微生态环境失衡或免疫力低下时这位"杀手"就会现身。因此，学习预防 VVC 的相关知识，可以让女性在日常生活中远离"妇科感冒"。

❀ VVC 百问之八十一：

有没有预防 VVC 的疫苗

VVC 疫苗的研发面临很多挑战：①假丝酵母菌已经和人体共生了 2 000 余年，其在胃肠道内很常见，也就是说，假丝酵母菌早已进化出逃避人体免疫识别及攻击的机制，而人体也已经习惯把它当做一种共生物并建立免疫耐受，想要打破这种免疫耐受很困难；②反复发作 VVC 或合并其他部位真菌感染的患者，可能存在免疫力低下甚至缺陷等情况，疫苗对这类人群作用可能有限；③真菌本身不断进化，不断变异，使得疫苗研发存在困难。

近十年来，研究者在抗假丝酵母菌疫苗研究中做出了许多尝试，疫苗种类涵盖减毒活疫苗、重组蛋白疫苗和重组载体疫苗等，仅有极少数通过Ⅰ期和Ⅱ期临床试验。到目前为止，还没有可以预防 VVC 的疫苗。

❀ VVC 百问之八十二：

预防 VVC 的良好生活习惯有哪些

VVC 与很多不良生活习惯密切相关，如阴道冲洗、煮烫内裤、晾晒内裤不正确、不合理使用卫生护垫、泡温泉、使用不洁浴缸或马桶等。养成良好的生活习惯对预防 VVC，尤其是预防 VVC 的复发至关重要。

（1）注意公共卫生：许多酒店、宾馆的卫生状况堪忧，浴缸、马桶等有大量的真菌。可以在使用马桶时使用一次性马桶垫，尽量不使用浴缸，睡觉时穿着长睡衣，自行准备洗漱用品和换洗衣物，个人的卫生用品最好不与他人共同使用，防止交叉感染。

（2）穿宽松棉质内裤：最好选择吸收力强且通透性好的纯棉内裤，透气效果及吸湿效果好不利于微生物的滋生。有研究表明，长期穿紧身裤、化纤内裤、非月经期长时间使用卫生护垫的女性发生 VVC 的风险较高。

（3）单独清洗内裤：真菌可以在皮肤表面、脚趾甲缝等部位存在，内裤要与其他衣物分开清洗。

（4）切忌过度冲洗阴道和滥用洗剂：冲洗阴道和滥用各类洗剂会打破阴道自身微生态平衡，破坏阴道弱酸性环境，给致病微生物卷土重来的机会，使阴道炎症加重。每日睡前用清水清洗外阴即可。

（5）避免血糖过高：血糖升高可使阴道上皮细胞内的糖原含量增加，为假丝酵母菌的生长繁殖提供有利条件。如果遇到 VVC 反复治疗效果欠佳，建议进一步检查血糖水平，警惕隐匿性血糖升高。

（6）正确使用消炎药：未婚无性生活的女性也会患

VVC，消炎药的使用是未婚女性患 VVC 的原因之一。长期使用消炎药会在杀灭致病微生物的同时破坏阴道内正常菌群平衡，尤其会破坏乳杆菌对阴道的保护作用，未被抑制的和外来的耐药菌可以趁机大量繁殖。

（7）合理饮食，勤锻炼：要合理搭配营养，建议以清淡食物为主，补充体内必需的微量元素、维生素以及蛋白质等，少吃含糖量高、刺激性的食物。正常情况下，机体的天然免疫系统会自动应对外来入侵的致病菌，保持饮食健康，合理锻炼，让免疫系统正常运行。

✿ VVC 百问之八十三：

如何正确清洗贴身衣物

女性因特殊的生理结构，私处容易受到外界病原体的侵袭。内裤和私处的接触最为密切，如果不注意贴身衣物的清洗，很容易引起相关疾病。该如何正确清洗衣物预防常见的阴道炎呢？

（1）勤洗内裤，衣服不能长时间放在洗衣机里浸泡，也不要因为懒惰把脏衣服积攒在一起，穿过的内裤不及时清洗容易导致微生物滋生。

（2）贴身衣物和其他衣物分开洗，避免微生物的交叉传播或大量繁殖。如患有脚癣时，内衣裤与袜子一同清洗，"串门"的"霉菌"就变成了引发阴道炎症并反复感染的罪魁祸首。

（3）清洗内裤可以选择专用的清洁皂或液体清洁剂，最好不用洗衣粉，洗衣粉需要较长时间溶解浸泡，不容易漂洗干净且容易残留。不建议使用消毒液浸泡内裤，清洗完的内裤应充分晾晒和通风，不可以放在卫生间阴干。

（4）长期使用洗衣机，会让衣物纤维、污垢和水垢等杂质黏附在洗衣机内槽壁上，顽垢和脏渍堆积，再加上洗衣机常温潮湿的环境，最终导致病菌大量滋生。清洗内裤最好是手洗，由于内裤上常有一些私处分泌物，在清洗时应仔细揉搓。其他衣物需要用洗衣机清洗时，先检查一下洗衣机里是否有异味，可以在清洗洗衣机后再洗衣服。

床上用品和其他衣服要分开清洗，洗涤完毕后应立即晾晒，不要让湿衣服长时间在洗衣机里停留。另外，洗完衣服后应打开洗衣机盖通风，保持洗衣机的干燥状态，定期对洗衣机进行清洗、消毒。

❀ VVC百问之八十四：

共用洗衣机会传染VVC吗

虽然真菌在生活中无处不在，但正常情况下，真菌在碱性环境中难以生存。一般来说，共用洗衣机传染VVC的风险比较小，即使能够传染，需要的条件也是比较苛刻的，主要取决于宿主的易感性及免疫力。避免内裤与其他衣物混洗，洗衣服时加入带有消毒作用的洗涤剂，其他衣服上或洗衣机上即使带有病原体，一般也不会引起感染。

❀ VVC 百问之八十五：

得了 VVC，宝宝还能和妈妈一起睡吗

妈妈患 VVC 时可以和宝宝一起睡，但应注意贴身衣物不要一起洗，并且注意日常卫生。

❀ VVC 百问之八十六：

口服益生菌、阴道用乳杆菌制剂能否预防 VVC

益生菌是对宿主有益的活性微生物，定植于人体肠道、生殖系统内，是改善宿主微生态平衡、发挥有益作用的活性有益微生物的总称。使用益生菌、阴道用乳杆菌制剂作为辅助治疗可以提高 VVC 短期临床和真菌学治愈率、降低复发率，远期益处有待深入探讨。

❀ VVC 百问之八十七：

为什么不能过度冲洗阴道

阴道内环境呈弱酸性，有许多菌群共存，菌群间的相互制约作用能维持阴道环境的平衡状态，是人体的一种自然防御机制。冲洗阴道会破坏阴道的弱酸性环境和菌群之间的相互制约关系，阴道上皮的抵抗力下降，阴道内乳杆菌数量减少，导致菌群失衡，引起假丝酵母菌或其他致病微生物大量繁殖，导致外阴和阴道炎症。

❀ VVC 百问之八十八：

一定不能使用洗液冲洗阴道吗

目前，专供女性使用的保健洗液种类越来越多，还有专用的阴道灌洗清洁液。不少女性认为使用保健洗液是良好的卫生习惯，觉得只要经常用洗液清洗私处，就能保证不得妇科疾病。实际上，洗液并非越洗越健康。正常健康女性的阴道黏膜可保护内部组织，阴道内生存着大量有益的阴道乳杆菌以杀死侵入阴道的致病微生物。长期使用洗液会杀死有益的阴道乳杆菌，使阴道环境失去平衡。清洗次数过于频繁，阴道内酸碱度和微生态环境发生改变，导致病原体繁殖生长，甚至可能损伤阴道和宫颈上皮。有重度阴部瘙痒、湿热红肿、白带量多、私处异味或阴道炎等症状的女性，应到正规医院接受治疗，并在医生的指导下进行阴道冲洗。

❀ VVC 百问之八十九：

日常穿衣尤其是内裤的选择有什么讲究

内裤是女性最贴身的隐私衣物，平时应选择棉质宽松的内裤，以透气和舒适为主，这样才能保证私密部位的健康。尽量避免穿深色内裤、化纤内裤、丁字裤及太紧的内裤。同时，一定要注意内裤的清洁。经常换洗，最长不要超过 3 天。内裤应单独清洗，不要和其他衣物混洗，洗完后可以先在阴凉处风干，再借助太阳光的紫外线杀菌消毒，不要挂在阴暗潮湿处，例如不通风透气的厕所。另外，内裤最好单独放置于专门的收纳袋中，以免沾上灰尘和细菌。一般情况下，使用频率较高的内裤，最好半年一换，若已经出现泛黄变硬等情况，应及时更换。

❀ VVC 百问之九十：

得了 VVC，内裤要煮还是暴晒

假丝酵母菌对热的抵抗力不强。当温度达到 60℃左右时，假丝酵母菌在 1 个小时内会死亡，建议在日光、紫外线下进行暴晒即可，不需要常规煮内裤。

✿ VVC 百问之九十一：

内裤穿的时间长了变黄怎么办

内裤为贴身衣物，发黄原因有很多。阴道分泌物的成分大多是蛋白质，很容易成为微生物滋生的温床，即使正确清洗、晾晒，也不可能完全杀死残留的微生物。因此长期穿着泛黄的内裤，可能会导致阴道炎症。所以应及时更换、清洗内裤。

✿ VVC 百问之九十二：

内裤发黄时，可以用漂白剂清洗吗

漂白剂中有大量化学制剂，对私处危害性极大。最好的方法是更换发黄的内裤。清洗后的内裤应晾在通风和阳光直晒的地方，紫外线可以有效杀死附着在内裤上的病原体。

❀ VVC 百问之九十三：

如何正确清洗私处

正常情况下尽量少用阴道洗液，尤其应避免用洗液进行阴道内清洗，否则会带来更多麻烦。清洗外阴，最好的方法是直接用温开水冲洗。清洗次数：每天 1 ~ 2 次即可。清洗的顺序结合女性外生殖器的解剖学特点，分为两个步骤。第一步先清洗大阴唇以内的部位，其顺序为：大阴唇内面→小阴唇→阴蒂→阴道前庭（尿道部→阴道部）；第二步清洗大阴唇以外的部位，其顺序为：阴阜→大阴唇→大腿根部→会阴部→肛门。顺序不要颠倒，不要交叉重复。总原则是从内到外，从前到后，依次清洗。

❀ VVC 百问之九十四：

如厕后如何正确擦屁股

手是致病微生物传播的主要媒介之一，因此如厕前后均应洗净双手。女性小便后应用卫生纸将尿液擦干。大便后，擦拭应从前往后，不要移擦，以防造成肛门周围污染，应将纸按在肛门处，稍用力按擦。卫生纸应选择无图案、无香味的。

❀ VVC 百问之九十五：

月经期间清洗私处需要注意什么

月经期间不要盲目清洗私处，应注意以下四点：①勤换卫生巾，选质量合格的卫生巾；②注意清洗器具的选择，应该准备专门洗私处的盆，避免交叉感染，做到"一人、一盆、一巾、一水"；③每天都应清洗外阴并更换内裤，用温开水清洗外阴，主张用温开水是因为水经过煮沸后已经消毒，不要洗冷水浴或用冷水清洗；④月经期因子宫内膜剥脱，子宫腔中形成了无数个小伤口，同时宫颈口张开，洗澡时只能淋浴，不可盆浴、坐浴，以防脏水自阴道进入子宫腔内。

❀ VVC 百问之九十六：

如何选择私处清洗液

目前市场上的私处清洗液有三大类：妆字号、消字号和药字号。①妆字号：一般含有天然植物成分，本质上是日常的洗护类产品，但其中含有香精、防腐剂或起泡剂，可能存在引发炎症的风险；②消字号：含有杀菌、抑菌或中药成分，就效果而言不能代替药物，长期使用可能造成阴道菌群的紊乱，破坏阴道自洁功能，引起不适症状，引发妇科疾病；③药字号：主要用于治疗各种阴道炎症，含有比消字号更强的杀菌成分。

❁ VVC 百问之九十七：

私处长痘痘是怎么回事

外阴和腋下一样，是容易出汗的部位。很多女性喜欢穿紧身衣、紧身裤，若衣物透气性不好，尤其天气炎热时出汗较多，私处容易滋生细菌。不良的卫生习惯可导致汗液、皮脂、阴道分泌物长期刺激会阴引起外阴瘙痒，长出小疙瘩或小痘痘。对这些小痘痘的正确处理方式应注意以下几点：①每天用温水清洗私处，保持会阴干燥清洁；②选择透气性好的棉质内裤，每天换洗；③不要挤压痘痘，否则容易导致感染甚至扩散；④除非月经期，平时应尽量避免使用卫生护垫；⑤不要过度使用私处清洗液；⑥避免食用辛辣刺激性食物；⑦定期进行妇科检查，保持心情舒畅，适当运动，提高自身免疫力。

❁ VVC 百问之九十八：

能不能修剪或剔除阴毛

不建议经常修剪或剔除阴毛。阴毛可以抵御外来致病微生物的侵害，还可以缓冲性生活过程中的摩擦和碰撞。修剪或剔除阴毛可能会刺激毛囊，留下微小的开放性伤口，为许多致病微生物提供培养基，如链球菌及金黄色葡萄球菌等，再加上会阴温暖潮湿的环境，容易引发阴道炎症。

✿ VVC 百问之九十九：

预防 VVC，家里的马桶圈用不用消毒

卫生间极容易成为家里的卫生死角，马桶作为身体排泄物流出的通道，如果不及时清洁，很容易残留粪渍、尿渍及异味，很多女性朋友对卫生间尤其是马桶的清洁极其焦虑。保持马桶的清洁及马桶圈表面的干燥对预防 VVC 很有帮助。因此，如果卫生间可以做到通风，马桶清洁得当，不一定需要使用消毒液消毒。如果卫生间无窗且不能通风，那么适当对马桶圈消毒是可取的，对预防 VVC 也有一定的益处。

✿ VVC 百问之一百：

游泳会不会增加 VVC 患病风险

由于女性阴道是与外界相通的管道样结构，因此游

泳时可能会有少量水进入阴道内，影响阴道内微生态环境。公共泳池内的水尽管定期循环并消毒，仍可能存在一些病原微生物，因此游泳可能会增加 VVC 患病风险。临床工作中也会见到一些游泳导致 VVC 反复发作的病例。如果游泳之后出现外阴瘙痒或阴道分泌物增多等不适，应警惕阴道炎的可能。如果近期曾患 VVC 或目前正在进行 RVVC 巩固治疗，应尽量少去公共泳池游泳，以免增加 VVC 再发风险。

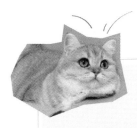

梅梅温馨小贴士：

1. 目前尚无预防 VVC 的疫苗。
2. 预防 VVC，要注意公共卫生，合理饮食和锻炼，养成良好的生活习惯。
3. 避免滥用消炎药。
4. 益生菌对预防 VVC 可能有益。

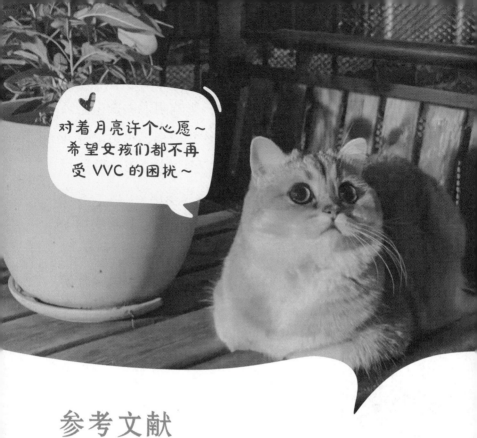

参考文献

[1] 谢幸, 孔北华, 段涛. 妇产科学 [M]. 9 版. 北京: 人民卫生出版社, 2018.

[2] 曹泽毅. 中华妇产科学 [M]. 3 版. 北京: 人民卫生出版社, 2014.

[3] Centers for Disease Control and Prevention. Sexually transmitted diseases treatment guideline[J]. MMWR, 2015, 64(3):75-78.

[4] 中华医学会妇产科分会感染协作组. 外阴阴道假丝酵母菌病 (VVC) 诊治规范修订稿 [J]. 中国实用妇科与产科杂志, 2012, 28(6):401-402.

[5] VAN SCHALKWYK J, YUDIN M H, et al. Vulvovaginitis: screening for and management of trichomoniasis, vulvovaginal candidiasis, and bacterial vaginosis[J]. J Obstet Gynaecol Cancer, 2015, 37(3):266-276.

[6] 中华医学会妇产科学分会感染性疾病协作组. 阴道微生态评价的临床应用专家共识 [J]. 中华妇产科杂志, 2016, 51(10):721-723.

[7] SHIRLEY R L. Acute vulvovaginitis[J]. N Engl J Med, 2006, 355(26):2791.

[8] FARR A, EFFENDY I, FREY T B, et al. Guideline: Vulvovaginal candidosis (AWMF 015/072, level S2k)[J]. Mycoses, 2021, 64(6): 583-602.

[9] SOBEL J D. Vulvovaginal candidosis[J]. Lancet, 2007, 369(9577):1961-1971.

[10] 中华医学会妇产科学分会感染性疾病协作组. 混合性阴道炎诊治专家共识（2021 版）[J]. 中华妇产科杂志, 2021, 56(1):15-18.

[11] REVIE N M, IYER K R, ROBBINS N, et al. Antifungal drug resistance: evolution, mechanisms and impact[J]. Curr Opin Microbiol, 2018(45):70-76.

[12] XIAO M, CHEN S C, KONG F, et al. Distribution and antifungal susceptibility of candida species causing candidemia in China: an update from the CHIF-NET Study[J]. J Infect Dis, 2020, 221(Suppl 2):S139-S147.

[13] SUSTR V, FOESSLEITNER P, KISS H, et al. Vulvovaginal candidosis: current concepts, challenges and perspectives[J]. J Fungi (Basel), 2020, 6(4):267.

[14] YANO J, NOVERR M C, FIDEL P L. Cytokines in the host response to Candida vaginitis: Identifying a role for non-classical immune mediators, S100 alarmins[J]. Cytokine, 2012, 58(1):118-128.

[15] GONCALVES B, FERREIRA C, ALVES C T, et al. Vulvovaginal candidiasis: Epidemiology, microbiology and risk factors[J]. Crit Rev Microbiol, 2016, 42(6):905-927.

[16] 刘艳, 段桂国. 霉菌性阴道炎治疗中良好生活习惯的作用 [J]. 世界最新医学信息文摘, 2016, 16(86):116-125.

[17] 蒋丽娟, 左艳, 刘芯如. 霉菌性阴道炎感染患者生活习惯的调查与分析 [J]. 当代护士 (下旬刊), 2017(06):37-39.

[18] 薛非雪. 走出霉菌性阴道炎治疗误区 [J]. 家庭医药 (快乐养生), 2021(04):84.

[19] 胡秀松, 徐燕丽. 75 例未婚女性外阴阴道假丝酵母菌病综合分析 [J]. 实用预防医学, 2008(01):168-169.

[20] 涂丽芳. 人性化护理与健康教育联合应用于霉菌性阴道炎患者的效果分析 [J]. 中国实用医药, 2020, 15(30):200-201.

[21] 田甜, 郑玉巧. 关于贴身衣 统统都洗错 [J]. 医药世界, 2007(09):44-46.

[22] 徐娟. 健康教育对外阴阴道假丝酵母菌病患者的影响 [J]. 医药前沿, 2013(30):236-237.

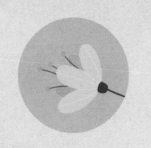

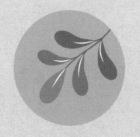